BEI GRIN MACHT SICH IHR WISSEN BEZAHLT

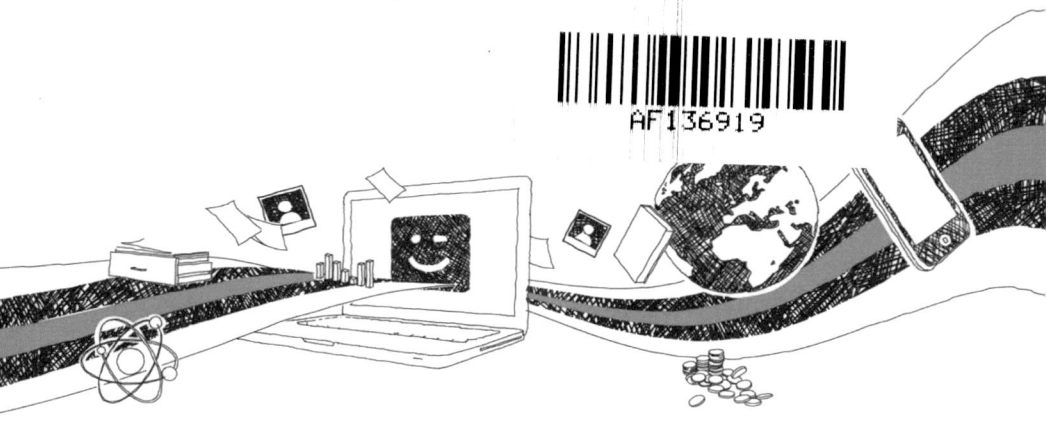

AF136919

- Wir veröffentlichen Ihre Hausarbeit,
  Bachelor- und Masterarbeit

- Ihr eigenes eBook und Buch -
  weltweit in allen wichtigen Shops

- Verdienen Sie an jedem Verkauf

Jetzt bei www.GRIN.com hochladen
und kostenlos publizieren

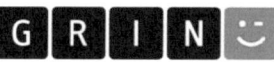

Ausdauertraining. Erstellung eines Mesozyklusplans

Ronnie Straßer

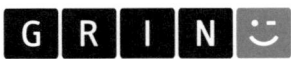

Bibliografische Information der Deutschen Nationalbibliothek:

Die Deutsche Nationalbibliothek verzeichnet diese Publikation in der Deutschen Nationalbibliografie; detaillierte bibliografische Daten sind im Internet über http://dnb.d-nb.de abrufbar.

ISBN: 9783346297228
Dieses Buch ist auch als E-Book erhältlich.

© GRIN Publishing GmbH
Nymphenburger Straße 86
80636 München

Druck und Bindung: Books on Demand GmbH, Norderstedt Germany
Gedruckt auf säurefreiem Papier aus verantwortungsvollen Quellen

Das vorliegende Werk wurde sorgfältig erarbeitet. Dennoch übernehmen Autoren und Verlag für die Richtigkeit von Angaben, Hinweisen, Links und Ratschlägen sowie eventuelle Druckfehler keine Haftung.

Das Buch bei GRIN: https://www.grin.com/document/956561

Deutsche Hochschule für

Prävention und Gesundheitsmanagement

Einsendeaufgabe

Fachmodul: Trainingslehre II

Studiengang: Gesundheitsmanagement

Datum
Präsenzphase: 14.01.19 - 16.01.19

Name, Vorname: Straßer, Ronnie

Studienort: **Saarbrücken**

Semester: **WS 17**

Inhaltsverzeichnis

1 DIAGNOSE 3

1.1 Allgemeine und biometrische Daten 3

1.2 Leistungsdiagnostik/Ausdauertraining 5

    1.2.1 Begründung der Testauswahl 5

    1.2.2 Durchführung der Testauswahl 5

    1.2.3 Bewertung der Testauswahl 6

1.3 Gesundheits- und Leistungsstatus der Person 7

2 ZIELSETZUNG/PROGNOSE 7

3 TRAININGSPLANUNG MESOZYKLUS 8

3.1 Grobplanung Mesozyklus 8

3.2 Detailplanung Mesozyklus 9

    3.2.1 Begründung zum angestrebten wöchentlichen Belastungsumfang 11

    3.2.2 Begründung zu den ausgewählten Trainingsmethoden 11

    3.2.3 Begründung zur Belastungsprogression 12

    3.2.4 Begründung zu den angesteuerten Trainingsbereichen 12

    3.2.5 Begründung der ausgewählten Ausdauergeräten bzw. Bewegungsformen 12

4 LITERATURRECHERCHE 13

5 LITERATURVERZEICHNIS 16

6 ABBILDUNGS- UND TABELLENVERZEICHNIS 17

6.1 Abbildungsverzeichnis 17

6.2 Tabellenverzeichnis 17

1 Diagnose

1.1 Allgemeine und biometrische Daten

Tab. 1: Allgemeine und biometrische Daten

Parameter	Daten
Alter (in Jahren)	46
Geschlecht	weiblich
Körpergröße (in cm)	168
Körpergewicht (in Kg)	72
Körperfettanteil (in %)	27,1 Taillenumfang: 70cm Hüftumfang:100cm
Blutdruck (in mmHg)	136/85
Ruhepuls (in S/m)	76
BMI (in Kg/m²)	25,5
Trainingsmotive	- Stresssenkung - Körperfettanteil senken - Verbesserung der Leistungsfähigkeit
Berufliche Tätigkeit	Gastronomie: Kellnerin
Aktuelle sportliche Aktivitäten	Keine sportlichen Aktivitäten
Frühere sportliche Aktivitäten	Vom 20-30 Lebensjahr: Volleyball 2x pro Woche Training + Spiel am Wochenende; Vom 30-40 Lebensjahr: 2x Woche Gerätetraining + Rehasport
Leistungsstufe	Anfänger (ohne Erfahrung im AT)
Zeitlicher Verfügungsrahmen	2-3x Woche für 60 min/TE
Allgemeiner Gesundheitszustand	- Leichte Rückenbeschwerden - Keine ärztliche Behandlung - Keine Einnahme von Medikamenten
Sonstige gesundheitliche Einschränkungen	Keine gesundheitliche Einschränkung => voll belastbar

Classification	BMI (kg / m^2)	Risk of co-morbidities
Underweight	< 18.5	Low (but risk of other problems increased)
Normal range	18.5 – 24.9	Average
Overweight	≥ 25.0	-
Pre-obese	25.0 – 29.9	Increased
Obese class I	30.0 – 34.9	Moderate
Obese class II	35.0 – 39.9	Severe
Obese class III	≥ 40.0	Very severe

Abb. 1: Classification of Body Mass Index for Adults (Body Mass Index, 2005)

Laut der BMI - Klassifikation befindet sich die Testperson mit 25,5 Kg/m² in der Vorstufe einer adipösen Erkrankung. Der BMI gibt Aufschluss für die Bewertung des Körpergewichts in Relation zu der Körpergröße einer Person.

Tab. 2: Definition und Klassifikation von Blutdruckbereichen in Anlehnung an die Empfehlung der WHO und ISH 1999, der Deutschen Blutdruckliga von 2001, und der ESH von 2003 (modifiziert nach Middeke, 2005, S.17)

Kategorie	Systolischer Blutdruck (mmHg)	Diastolischer Blutdruck (mmHg)
Optimaler Blutdruck	< 120	< 80
Normaler Blutdruck	< 130	< 85
Hoch-normaler Blutdruck	130-139	85-89
Grad 1: leichte Hypertonie	140-159	90-99
Grad 2: mittelschwere Hypertonie	160-179	100-109
Grad 3: schwere Hypertonie	>180	>110

Anhand der Tabelle lässt sich ableiten, dass die Testperson mit 136/85 mmHg im hochnormalen Bereich der Blutdrucktabelle liegt. Deshalb strebt die Patientin eine Senkung des Blutdrucks an und möchte einen systolischen Blutdruckwert von 129 und diastolischen Blutdruckwert von 83 erreichen. Leichte Rückenbeschwerden bestehen, dennoch ist die Person voll belastbar und einem Ausdauertraining steht nichts im Wege.

Da die Testperson seit 6 Jahren aktiv keinen Sport mehr betrieben hat, ist sie als Anfängerin (Ausdauer-Untrainierte) einzustufen. Der zeitliche Verfügungsrahmen ist mit 2-3x Woche für 60min/TE ausreichend. Ruhepuls und Körperfettanteil liegen leicht über den Normalwerten.

1.2 Leistungsdiagnostik/Ausdauertraining

1.2.1 Begründung der Testauswahl

Das Fahrradergometer eignet sich für einen Einsteiger optimal, um einen Ausdauertest durchzuführen. Der koordinative Anspruch ist nicht besonders hoch aufgrund einer geführten Maschine, welche einen geringen Schwierigkeitsgrad aufweist. Bei diesem Testverfahren existieren eine Vielzahl von wissenschaftlich abgesicherten Belastungsschemata existieren (Eifler & Kettenis, 2018, S.61). Der Puls kann durchgehend kontrolliert werden, zusätzlich ist eine genaue Dosierbarkeit der Geschwindigkeit möglich. Eine exakte Zeiterkennung macht das Fahrrad zum idealen Gerät für einen Ausdauertest. Aufgrund der Unerfahrenheit im Ausdauersport wird zu einer Testung der Ausdauer nach dem WHO-Schema, bei submaximaler Belastung geraten. Der Test beginnt bei einer Eingangsbelastung von 25 Watt und wird alle zwei Minuten um 25 Watt gesteigert. Außerdem wird die Herzfrequenz nach jeder Minute protokolliert. Nun wird die Wattzahl so lange erhöht, bis die Testperson die angegebene Pulsobergrenze (180-Lebensalter) erreicht oder durch muskuläre Ermüdung den Test nicht mehr fortsetzen kann (Eifler & Kettenis, 2018, S.70). Das submaximale Belastungsschema muss in Begleitung eines Trainers durchgeführt werden, um bei Gesundheitsproblemen, wie Schwindel oder Müdigkeit direkt reagieren zu können. Vorteile des WHO-Schemas sind, dass kein großer Leistungsdruck besteht, da die absolute Belastungsgrenze der Person nicht erreicht wird.

1.2.2 Durchführung der Testauswahl

Tab. 3: Testprofil: WHO-Schema (eigene Darstellung)

Parameter	WHO
Startstufe	25 Watt
Belastungssteigerung	25 Watt
Stufendauer	2 min.
Pulsobergrenze	180-Lebensalter (134 S/min)
Trittfrequenz	60-80 U/min

Parameter	WHO
Ruhepuls	76 S/min
Gewicht	72 Kg

Tab. 4: Testprotokoll Fahrradergometertest

Belastungsstufe	Zeit (min.)	Wattzahl	Herzfrequenz (S/min)
1	2	25	89
2	4	50	100
3	6	75	112
4	8	100	124
5	10	125	134

1.2.3 Bewertung der Testauswahl

Frauen

Faktor/Alter	< 30	30-34	35-39	40-44	45-49	50-54	55-59	ab 60	Bewertung
0,50	1,15	1,09	1,04	0,98	0,92	0,86	0,81	0,75	- -
0,51	1,2	1,14	1,08	1,02	0,96	0,90	0,84	0,78	- -
0,52	1,25	1,19	1,13	1,06	1,00	0,94	0,88	0,81	- -
0,53	1,3	1,24	1,17	1,11	1,04	0,98	0,91	0,85	- -
0,54	1,35	1,28	1,22	1,15	1,08	1,01	0,95	0,88	- -
0,55	1,40	1,33	1,26	1,19	1,12	1,05	0,98	0,91	-
0,56	1,45	1,38	1,31	1,23	1,16	1,09	1,02	0,94	-
0,57	1,50	1,43	1,35	1,28	1,20	1,13	1,05	0,98	-
0,58	1,55	1,47	1,40	1,32	1,24	1,16	1,09	1,01	-
0,59	1,60	1,52	1,44	1,36	1,28	1,20	1,12	1,04	-
0,60	1,70	1,62	1,53	1,45	1,36	1,28	1,19	1,11	0
0,61	1,80	1,71	1,62	1,53	1,44	1,35	1,26	1,17	0
0,62	2,00	1,90	1,80	1,70	1,60	1,50	1,40	1,30	0
0,63	2,10	2,00	1,89	1,79	1,68	1,58	1,47	1,37	+
0,64	2,30	2,19	2,07	1,96	1,84	1,73	1,61	1,50	+
0,65	2,40	2,28	2,16	2,04	1,92	1,80	1,68	1,56	+
0,66	2,60	2,47	2,34	2,21	2,08	1,95	1,82	1,69	+ +
0,67	2,80	2,66	2,52	2,38	2,24	2,10	1,96	1,82	+ +
0,68	3,00	2,85	2,70	2,55	2,40	2,25	2,10	1,95	+ +
0,69	3,20	3,04	2,88	2,72	2,56	2,40	2,24	2,08	+ +
0,70	3,40	3,23	3,06	2,89	2,72	2,55	2,38	2,21	+ +

Abb. 2: IPN-Normwerte bei Frauen (modifiziert nach Institut für Prävention und Nachsorge, 2004, S.8)

Mit 1,74 Watt/Kg (125 Watt : 72 Kg = 1,74 Watt/Kg) liegt die Testperson im Bezug auf die individuelle Ausdauerleistungsfähigkeit etwas über dem Durchschnitt. Die Person ist somit minimal besser einzustufen als Personen sowohl im gleichen Lebensalter als auch Geschlecht. Bei Stufe 5 mit einer Wattzahl von 125 muss die Testperson den Test abbrechen, da diese ihre Pulsobergrenze von 134 S/min erreicht hat. Der Vita-Maxima-Test und Hollmann/Venrath-Test sind bei dieser Person nicht angebracht, da die Patientin im Ausdauertraining relativ unerfahren ist und aktuell keinen Sport betreibt.

1.3 Gesundheits- und Leistungsstatus der Person

Im Hinblick auf die Trainierbarkeit der Testperson kann man sagen, dass die Leistung ab 30 Jahren mit 1% pro Lebensalter abnimmt (Eifler & Kettenis, 2018, S.61). Mit einem Körpergewicht von 72 Kg, einem BMI von 25,5 Kg/m², einem Körperfettanteil von 27,1 % und einem Blutdruck von 136/85 mmHg liegen diese Werte leicht über dem Normalbereich. Körperliche Einschränkungen besitzt die Patientin nicht, deshalb ist sie im vollen Umfang belastbar und ihre Gesundheit ist gut, doch lässt sich diese noch steigern. Die Häufigkeit, Dauer und Intensität werden in der folgenden Aufgabe genau beschrieben.

2 Zielsetzung/Prognose

Tab. 5: Biometrische und sportmotorische Ziele

Inhalt	Ausmaß	Zeit
Ruhepuls senken	Von 76 S/min auf 72 S/min	6 Wochen

Begründung: Das Herz ist ein Muskel, welcher ohne Training schwächer wird und mit einem Ausdauertraining anwachsen kann. Das heißt durch regelmäßiges Ausdauertraining benötigt das Herz viel weniger Schläge um die gleiche Menge an Blut zu pumpen. Nach 6 Wochen sollte eine Adaptation von 4 S/min ein realistisch sein. Mit einem Ruhepuls von 72 S/min würde sich die Testperson im Durchschnitt befinden womit die Gefahr für Herz-Kreislauf-Erkrankungen sinken würde

Inhalt	Ausmaß	Zeit
Steigerung der Wattzahl	Von 1,74 Watt/Kg auf 1,89 Watt/Kg	6 Wochen

Begründung: Mit 1,74 Watt/Kg liegt die Testperson etwas über dem Durchschnitt, doch die Testperson möchte ihre Leistungsfähigkeit verbessern, um ihr Herzkreislaufsystem zu optimieren. Dies hat auch zur Folge, dass die Herzarbeit ökonomischer abläuft und es auf Grund dessen zu einer Senkung des Ruhepulses und des Blutdrucks kommt.

Inhalt	Ausmaß	Zeit
Körperfettanteil reduzieren	Von 27,1 % auf 24,5 %	6 Wochen

Begründung: Der Körperfettanteil soll in 6 Wochen um 2,6 % sinken, damit geht auch ein leichter Gewichtsverlust einher. Ab einem Körperfettanteil von 25 % liegt die Testperson im normalen Bereich. Das Ziel der Testperson ist einen prozentualen Körperfettanteil unter 25% zu erreichen und dauerhaft zu erhalten. Mit einer Gewichtsabnahme und einer subjektive Verbesserung des äußeren Erscheinungsbildes der Person ist es natürlich ein weiterer Ansporn sein, um das Ausdauertraining weiter fortzuführen.

3 Trainingsplanung Mesozyklus

3.1 Grobplanung Mesozyklus

Tab. 6: Grobplanung Mesozyklus

Dauer	6 Woche
Trainingsziele	- Heranführen an das Ausdauertraining - Aufbau der Grundlagenausdauer 1 - Stabilisierung der Grundlagenausdauer 1 - Heranführen an Grundlagenausdauer 2
Trainingsumfang pro Woche	2-3 Stunden
Trainingsmethoden	- extensive Dauermethode - intensive Dauermethode

Trainingsintensität	- extensive DM: 60-75 % Hf(max)
	- intensive DM: 80-85 % Hf(max)
Dauer pro Trainings-einheit	60 min.
Trainingshäufigkeit pro Woche	2-3x
Ausdauertrainingsge-räte	Fahrrad, Crosstrainer, Laufband

3.2 Detailplanung Mesozyklus

Anzahl der TE: 2-3

Wöchentlicher Trainingsumfang: Wo. 1: 70min., Wo. 2: 105min., Wo. 3: 120min.,

Wo. 4: 135min., Wo 5: 150min., Wo 6: 170min.

Tab. 7: Detailplanung Mesozyklus

Wo-che1	Mo	Do	Sa	Wo-che2	Mo	Do	Sa
Trai-nings-ziel	Heran-führen an das Aus-dauer-training		Heran-führen an das Aus-dauer-training	Trai-nings-ziel	Aufbau der Grundla-genaus-dauer 1	Aufbau der Grundla-genaus-dauer 1	Aufbau der Grundla-genaus-dauer 1
Tr.-Me-thode	Ext. DM		Ext. DM	Tr.-Me-thode	Ext. DM	Ext. DM	Ext. DM
Tr.-In-tensi-tät	60-65% 104-113S/min		60-65% 104-113S/min	Tr.-In-tensi-tät	60-65% 104-113S/min	60-65% 104-113S/min	60-65% 104-113S/min
Tr.-Dauer	35min		35min	Tr.-Dauer	35min	35min	35min
Tr.-Gerät	Fahrrad		Fahrrad	Tr.-Gerät	Fahrrad	Fahrrad	Cross-trainer

Wo-che3	Mo	Do	Sa	Wo-che4	Mo	Do	Sa
Trai-nings-ziel	Aufbau der Grundla-genaus-dauer 1	Aufbau der Grundla-genaus-dauer 1	Aufbau der Grundla-genaus-dauer 1	Trai-nings-ziel	Stabili-sierung der Grundla-genaus-dauer 1	Stabili-sierung der Grundla-genaus-dauer 1	Stabili-sierung der Grundla-genaus-dauer 1
Tr.-Me-thode	Ext. DM	Ext. DM	Ext. DM	Tr.-Me-thode	Ext. DM	Ext. DM	Int. DM
Tr.-In-tensi-tät	65-70% 113-121S/min	65-70% 113-121S/min	65-70% 113-121S/min	Tr.-In-tensi-tät	65-70% 113-121S/min	65-70% 113-121S/min	80-85% 139-147S/min
Tr.-Dauer	40min	40min	40min	Tr.-Dauer	45min	45min	45min
Tr.- Gerät	Fahrrad	Cross-trainer	Cross-trainer	Tr.- Gerät	Fahrrad	Cross-trainer	Laufband
Wo-che5	Mo	Do	Sa	Wo-che6	Mo	Do	Sa
Trai-nings-ziel	Entwick-lung der Grundla-genaus-dauer 2	Entwick-lung der Grundla-genaus-dauer 2	Entwick-lung der Grundla-genaus-dauer 2	Trai-nings-ziel	REKOM	Entwick-lung der Grundla-genaus-dauer 2	Entwick-lung der Grundla-genaus-dauer 2
Tr.-Me-thode	Ext. DM	Int. DM	Int. DM	Tr.-Me-thode	Ext. DM	Int. DM	Int. DM
Tr.-In-tensi-tät	70-75% 121-130S/min	80-85% 139-147S/min	80-85% 139-147S/min	Tr.-In-tensi-tät	50-55% 87-96S/min	80-85% 139-147S/min	80-85% 139-147S/min
Tr.-Dauer	50min	50min	50min	Tr.-Dauer	50min	60min	60min
Tr.- Gerät	Laufband	Cross-trainer	Laufband	Tr.- Gerät	Fahrrad	Cross-trainer	Laufband

Um die Trainingsfrequenz auszurechnen können hilft die Formel nach American College of Sports Medicine (ACSM) welche besagt: THf= Hf(max) x Trainingsintensität => Hf(max) = 220 – Lebensalter, bezeichnet die maximale Herzfrequenz (Rost, 2002, S.57).

3.2.1 Begründung zum angestrebten wöchentlichen Belastungsumfang

Das Ausdauertraining beginnt mit 70 Minuten in der ersten Woche und steigert sich in der zweiten Woche schon deutlich auf 105 Minuten. Grund dafür ist das Heranführungstraining in der ersten Woche mit zwei Trainingseinheiten. In der zweiten Woche hingegen soll langsam die Grundlagenausdauer aufgebaut werden und deshalb findet hier ein dreimaliges Training statt. Die folgenden Wochen werden gesteigert mit 5 Minuten pro Trainingseinheit, sodass die Testperson in der fünften Woche eine sehr intensive Trainingswoche hat mit 150 Minuten. Die Rekom-Einheit folgt dann in der sechsten und letzten Woche des Mesozyklus. Der kontinuierliche Anstieg soll eine Überforderung der Testperson verhindern. Hier kann man das Prinzip der progressiven Belastungssteigerung nennen, welches besagt, dass erst eine Erhöhung der Trainingsdauer stattfinden soll, erst danach eine Erhöhung des Umfangs und der Intensität. Zudem wirkt sich der konstante Anstieg der Trainingsdauer gut auf die Motivation der Testperson aus. Durch eine Erhöhung des Belastungsumfangs geht auch stärkere Fettverbrennung einher, somit kommt sie ihren Zielen näher.

3.2.2 Begründung zu den ausgewählten Trainingsmethoden

Hauptsächlich steht die Entwicklung und Stabilisierung der Grundlagenausdauer 1 im Vordergrund, deshalb eignet sich die extensive Dauermethode optimal um dieses Ziel zu erreichen. Die extensive Dauermethode spielt sich ausschließlich in einem aeroben Bereich ab. Die Trainingswirkung ist vornehmlich in der langen Belastungsdauer und der damit in Verbindung stehenden relativ geringen Belastungsintensität zu sehen. Des Weiteren bewirkt die extensive Dauermethode eine Ökonomisierung der Herz-Kreislauf-Arbeit, einer verbesserten peripheren Durchblutung und damit einhergehend eine optimale Entwicklung einer Grundlagenausdauer. Nach Woche 4 beginnt die Testperson mit der intensiven Dauermethode. Im Gegensatz zur extensiven Dauermethode ist die intensive Dauermethode durch eine wesentlich höhere Intensität gekennzeichnet bei gleichzeitig reduziertem Belastungsumfang. Die Belastungsintensität befindet sich an der anaeroben Schwelle bzw. etwas darunter.

3.2.3 Begründung zur Belastungsprogression

Im Allgemeinen wird Ausdauer definiert als eine gegebene Belastung, welche über einen längeren Zeitraum aufrechterhalten werden soll. Ziel ist es also die Testperson für einen langen Zeitraum belastbar zu machen, um im Alltag Aufgaben bewältigen zu können. Des Weiteren sollte um seine Leistungsfähigkeit zu steigern zuerst Dauer vor Häufigkeit und vor Intensität des Trainings gesteigert werden (Güllich, 2013, S178). Im Vordergrund des Trainings stehen also Häufigkeit und die Belastungsdauer. Da die Testperson etwas eingeschränkt im Bezug auf ihre zeitliche Verfügbarkeit mit 2-3x Woche ist muss nach dem Erhöhen der Trainingshäufigkeit in Woche 2 auf drei Trainingseinheiten, der Belastungsumfang steigen. Die Intensität ist in den ersten beiden Wochen gleichbleibend und steigert sich dann auch kontinuierlich.

3.2.4 Begründung zu den angesteuerten Trainingsbereichen

Die Testperson betreibt seit sechs Jahren aktiv kein Sport mehr und dementsprechend eine geringe Leistungsfähigkeit aufweist, ist ein Aufbau der Grundlagenausdauer 1 in Woche 2 auf 3 von hoher Bedeutung. Die Kapillarisierung wird dadurch verbessert und das Herz-Kreislaufsystem wird trainiert. Woche 1 bis Woche 3 wird mit der extensiven Dauermethode absolviert bei einer geringen submaximalen Intensität. Um die Grundlagenausdauer 2 zu entwickeln muss die Intensität gesteigert werden, was zu einer Erhöhung der Leistungsfähigkeit führt. In Woche 4 beginnt die Entwicklung Grundlagenausdauer mit der intensiven Trainingsmethode. Eine Kombination aus der Stabilisierung der Grundlagenausdauer 1 und der Entwicklung der Grundlagenausdauer 2 bewirkt auch viel Abwechselung in der Trainingsplan und ist dadurch effektiv.

3.2.5 Begründung der ausgewählten Ausdauergeräten bzw. Bewegungsformen

Der Mesozyklus beginnt in der ersten Woche mit dem Fahrradergometer, welches sich besonders für Beginner bzw. untrainierte Personen aber auch Hüft- und Kniearthrotiker. Der geringe koordinative Anspruch und die geringe Belastung des Bewegungssystems (gelenkschonend) eignet sich optimal für den Trainingsbeginn. In den folgenden Wochen kommt der Crosstrainer hinzu, welche sich ähnlich wie das Fahrrad für Einsteiger eignet. Hier findet nun aber ein Ganzkörperbelastung mit aktivem Armeinsatz statt. Die cardiopulmonale Belastung durch den unterschiedlich starken Armeinsatz ist variabel. Am Ende des Mesozyklus wird leichtes Joggen auf dem Laufband vorgeschrieben. Dies ist eher etwas für erfahrenere Personen geeignet, da hier fast alle Muskelgruppen beteiligt sind. Zudem ist der cardiopulmonale Trainingseffekt am Höchsten.

4 Literaturrecherche

Tab. 8: Studienvergleich zum Thema: Effekte des Ausdauertrainings bei Diabetes mellitus Typ- 2

	Studie 1	Studie 2
Titel	Effect of regular exercise training on changes in HbA1c, BMI and VO²max among patients with type diabetes mellitus: an 8-year trial	Effect of Aerobic Trainings, Resistance Training, or Both on Glycemic Control in Type 2 Diabetes: A Randomized Trial
Autor(en)	Aliasgarzadeh et al.	Boulè et al.
Publikations-jahr	2017	2017
Versuchs-gruppe	- Experimentiergruppe (n=35) - Kontrollgruppe (n=30) => insgesamt 65 Patienten beginnen den Test, mit einem Alter zwischen 33-69 Jahren und einer Diabetes mellitus Typ 2 Erkrankung; Nach 8 Jahren blieben nur noch 30 Patienten übrig, welche die das Trainingsprogramm durchgeführt haben - 15 Personen der Kontrollgruppe verweigerten sich das Trainingsprogramm fortzuführen (nach ca. 4 Jahren) - In der Experimentiergruppe stiegen 7 Patienten nach ca. 52 Wochen aus und nach 4 Jahre beendeten weitere 12 Personen den Test (eine Person verstarb während es Tests) => Kontrollgruppe (n=15) Experimentiergruppe (n=15)	Insgesamt 251 Personen mit einer Diabetes mellitus Typ 2 Erkrankung (seit mehr als 6 Monaten einen HbA1c-Wert von 6,6-9,9%) und im Alter von 39-70 nehmen an dem Experiment teil; Die Probanden sind unterteilt in 4 verschiedene Gruppen: - Ausdauergruppe (n=60) - Krafttrainingsgruppe (n=64) - Kombinierte Trainingsgruppe (n=64) - Kontrollgruppe (n=63)

	Studie 1	Studie 2
Versuchsaufbau	Während die Kontrollgruppe kein Training betreibt, startet die Experimentiergruppe mit einem Heranführungstraining, welches sich über 2 Wochen erstreckt (3x Woche, 15-40 min); Das Training ist gegliedert in 10-15min Aufwärmen, 40-50 min aerobes Ausdauertraining auf Laufband, Crosstrainer und Fahrrad und 10-15min Cooldown	258 Probanden mussten vor Beginn der Gruppenzuteilung erst eine „Run in Phase" für 4 Wochen absolvieren, um zu wissen ob man dafür geeignet ist (7 Probanden beendeten die „Run in Phase" vorzeitig, aufgrund muskulärer Beschwerden); Die Kontrollgruppe absolvierte kein Training, wohingegen die Krafttrainingsgruppe unterschiedliches Gerätetraining durchführte mit 2-3 Sätzen und dem Maximalgewicht; Das Ausdauertraining soll mit einer maximalen Herzfrequenz von 60% beginnen (20min) und steigen bis auf 45min bei 75 % der Hf(max); Die kombinierte Trainingsgruppe verbindet das Krafttraining mit dem Ausdauertraining
Ergebnisse	Der BMI-Wert der Experimentiergruppe verringerte von im Durchschnitt 29,29 auf 27,33; Bei der Kontrollgruppe erhöhte sich der BMI auf 31,25; Der HbA1c-Wert verringerte sich bei der Experimentiergruppe von 7,38 auf 6,49; Die Kontrollgruppe hatte einen Anstieg von 0,45 zu verzeichnen auf 7,83; Der VO²max-Wert stieg deutlich auf 31,92 (Experimentiergruppe), wohingegen die	Die kombinierte Trainingsgruppe zeigte die besten Resultate im Bezug auf den Blutzuckerspiegel (-0,51 % verglichen mit der Kontrollgruppe) Die Ausdauer- und Krafttrainingsgruppe weisen gute Resultate im Bezug auf den Blutzuckerspiegel auf (-0,38 % verglichen mit der Kontrollgruppe)

	Studie 1	Studie 2
	Kontrollgruppe nur einen Wert von 19,49 aufweist	
Schlussfolge-rung	Alles in allem kann man sagen, dass sich ein kontrolliertes Ausdauertraining ohne hohen Krafteinsatz positiv auf eine Diabetes mellitus Typ 2 Erkrankung auswirkt. Wie die Studie zeigt, verbessern sich gesundheitliche Faktoren wie beispielsweise dem Ansteigen der VO²max. Hinzu kommt die Verringerung vom Glykohämoglobin und des BMI-Wertes. Somit ist also ein Ausdauertraining bei Diabetes mellitus zu empfehlen.	Aus den zugrundeliegenden Ergebnissen lässt sich schließen, dass sich ein Krafttraining positiv auf eine Diabetes Typ 2 Erkrankung auswirkt, genauso verhält es sich auch mit dem Ausdauertraining. Doch ist eine Kombination aus beidem ist am Effektivsten.

5   Literaturverzeichnis

Aliasgarzadeh, A., Mashinchi Abbasi, N., Mobasseri, M., Nadrian, H., Najafipour, F., Niafar, M. et al. (2017). Effect of regular exercise training on changes in HbA1c, BMI and VO2max among patients with type 2 diabetes mellitus: an 8-year trial. *BMJ Open Diabetes Res Care.*

Boulè, N., Coyle, D., Fortier, M., Jaffey, J., Jennings, A, Kenny, G. et al. (2017). Effect of Aerobic Trainings, Resistance Training, or Both on Glycemic Control in Type 2 Diabetes: A Randomized Trial. *Annals of Internal Medicine.*

Eifler, C. & Kettenis, L. (2018). Studienbrief Trainingslehre II (rev.19.027.000). Saarbrücken: Deutsche Hochschule für Prävention und Gesundheitsmanagement.

Güllich, A. & Krüger, M. (2013). Sport. Das Lehrbuch für das Sportstudium. Berlin, Heidelberg: Springer.

Institut für Prävention und Nachsorge (2004). *IPN-Test-Ausdauertest für den Fitness- und Gesundheitssport.* Köln: Institut für Prävention und Nachsorge.

Ferrera, L. (2005). *Body Mass Index: New Research.* New York: Nova Science Publisher.

Middeke, M. (2005) *Arterielle Hypertonie. Empfohlen von der Deutschen Blutdruckliga/ Deutsche Hypertonie Gesellschaft.* Stuttgart: Georg Thieme.

Rost, R. (Hrsg). (2002). *Lehrbuch der Sportmedizin.* Köln: Deutscher Ärzte-Verlag.

6   Abbildungs- und Tabellenverzeichnis

6.1   Abbildungsverzeichnis

Abb. 1: Classification of Body Mass Index for Adults (Body Mass Index, 2005) 4

Abb. 2: IPN-Normwerte bei Frauen (modifiziert nach Institut für Prävention und Nachsorge, 2004,

S.8) 6

6.2   Tabellenverzeichnis

Tab. 1: Allgemeine und biometrische Daten 3

Tab. 2: Definition und Klassifikation von Blutdruckbereichen in Anlehnung an die Empfehlung der WHO und ISH 1999, der Deutschen Blutdruckliga von 2001, und der ESH von 2003 (modifiziert nach Middeke, 2005, S.17) 4

Tab. 3: Testprofil: WHO-Schema (eigene Darstellung) 5

Tab. 4: Testprotokoll Fahrradergometertest 6

Tab. 5: Biometrische und sportmotorische Ziele 7

Tab. 6: Grobplanung Mesozyklus 8

Tab. 7: Detailplanung Mesozyklus 9

Tab. 8: Studienvergleich zum Thema: Effekte des Ausdauertrainings bei Diabetes mellitus Typ- 2 13